RAPPORT

SUR LES MALADIES PUERPÉRALES

OBSERVÉES A CLERMONT
PENDANT LES MOIS DE FÉVRIER ET MARS 1872,)

PAR

V. NIVET,

Chevalier dans l'Ordre de la Légion d'honneur,
Médecin de l'Hôtel-Dieu,
Professeur titulaire à l'Ecole de médecine et de pharmacie, Médecin des épidémies,
Vice-président de l'Académie des sciences, belles-lettres et arts de Clermont-Ferrand,
Président de l'Association de prévoyance et de secours mutuels des médecins du Puy-de-Dôme,
Membre honoraire de la Société anatomique,
Membre correspondant des Sociétés médico-chirurgicale, médico-pratique,
de la Société médicale d'émulation, de la Société d'hydrologie médicale,
Ancien Interne en médecine et en chirurgie des hôpitaux civils de Paris, etc.....

CLERMONT

FERDINAND THIBAUD, IMPRIMEUR-LIBRAIRE
Rue Saint-Genès, 8-10.

1873.

RAPPORT

SUR LES MALADIES PUERPÉRALES

*Observées à Clermont-Ferrand pendant les mois de février
et de mars 1872,*

Par le docteur NIVET.

Pendant les mois de février et de mars 1872, la température
si froide en décembre et en janvier, s'est beaucoup adoucie :
il semblait que le printemps eût pris la place de l'hiver.

C'est pendant cette période anormale que se sont mani-
festées à Montferrand, à Clermont, et spécialement à l'Ecole
d'accouchement et à l'Hôtel-Dieu, des maladies puerpérales
assez nombreuses qui ont fait quelques victimes.

On compte cinq décès dans les villes de Clermont et de
Montferrand, trois à l'école d'accouchement et trois à
l'Hôtel-Dieu (1).

Indépendamment des malades qui ont succombé, plusieurs
autres ont été atteintes d'affections puerpérales plus ou
moins graves qui ont fini par guérir (2).

(1) La femme de l'Observation 2e a été accouchée par nous; les six
autres ont été accouchées par des sages-femmes.

(2) Le nombre des femmes accouchées pendant les mois de février et
de mars à Clermont et à Montferrand a été de 149, celui des femmes
mortes de maladies puerpérales a été de 11.

Observation 1. — Parmi ces dernières, nous devons citer la nommée T..., âgée de 21 ans, qui, accouchée à la Maternité le 27 février 1872, a été atteinte, peu de jours après sa délivrance, d'une métropéritonite compliquée de phénomènes généraux très-graves.

Après un frisson assez violent, le ventre est devenu douloureux dans la région hypogastrique; un engorgement considérable s'est formé dans les ligaments larges, surtout à gauche; l'utérus notablement tuméfié était douloureux à la pression. La peau était chaude, la langue saburrale, il y avait des nausées. Bientôt une tympanite intestinale et stomacale s'est manifestée, l'écoulement lochial a pris une mauvaise odeur mais n'a pas complétement cessé. Cette femme a été transportée à l'Hôtel-Dieu, au numéro 7 de la salle Saint-Jean, le 4 mars 1872.

La fièvre et les symptômes abdominaux ont persisté; il est survenu de la toux; des râles muqueux existaient dans les deux poumons; la diarrhée a succédé à la constipation; le subdelirium et une grande faiblesse ont notablement augmenté les dangers que courait déjà cette malade.

La faiblesse était très-grande, et cette fille, tourmentée par des douleurs de tête et des souffrances abdominales vives, poussait des cris presque continuels, qui, lorsqu'ils s'apaisaient, faisaient place à un assoupissement peu profond et de courte durée.

La maladie s'étant prolongée, la peau qui couvre le sacrum s'est enflammée et ulcérée, celle qui correspond au grand trochanter gauche a également rougi.

Vers le milieu du mois de mars, un abcès ayant son siége au-dessus de l'articulation tibio tarsienne de la jambe droite, a été reconnu; il s'est ouvert spontanément et a fourni une grande quantité de pus.

Quinze jours plus tard, un autre abcès profond s'est montré au niveau du tiers inférieur de la jambe gauche, sa marche a été assez rapide et le pus qui en est sorti a été aussi très-abondant. Sous l'influence de ces suppurations dérivatives, l'état général s'est amélioré, l'appétit est revenu, les nuits ont été plus calmes, le subdelirium a disparu, le sommeil est devenu naturel, la toux et l'expectoration ont beaucoup diminué, la diarrhée a cessé. Nous n'avons observé ni sudamina, ni taches lenticulaires.

L'amélioration a été définitive vers le milieu d'avril.

Aujourd'hui, dix mai, l'amélioration se soutient et l'on peut espérer que cette malade guérira ; il reste seulement, dans la région du ligament large du côté droit un engorgement très-dur et peu volumineux; l'engorgement qui a son siége dans le ligament large du côté gauche a le volume d'un œuf de poule. (Cette malade est sortie guérie le 27 juillet.)

Occupons-nous maintenant des maladies suivies de mort.

Observ. II. — La veuve M..., âgée de 34 ans, admise dans la salle d'accouchement de l'Hôtel-Dieu, est atteinte d'un rétrécissement considérable du détroit supérieur. L'enfant présente le côté droit du thorax, tête à droite. Lorsque le col utérin a été suffisamment dilaté, la sage-femme de la salle a introduit sa main gauche, mais elle n'a pas pu arriver jusqu'aux pieds, tant l'utérus était fortement contracté.

Le médecin de service a pu atteindre un des pieds, mais il a été dans l'impossibilité de faire aucun mouvement avec l'avant-bras et la main qui sont fortement serrés entre l'angle sacro-vertébral et le pubis.

Sur ses indications, la sage-femme dont l'avant-bras est plus petit, est arrivée jusqu'au pied, elle l'a saisi et ramené, mais la version n'a pu être complète, parce que le thorax de l'enfant ne se laissait pas déplacer. Le médecin a introduit de nouveau la main, il a repoussé le thorax en haut et à droite, et la version a été faite ensuite avec facilité.

L'enfant était mort, il offrait le volume d'un fœtus de sept mois.

L'accouchée n'a pas tardé à subir l'influence de l'épidémie,

et des symptômes de métrite se sont manifestés, accompagnés
de fièvre , de douleurs abdominales, de mauvaise odeur des
lochies , il y avait du subdelirium : point d'hémorrhagie ,
point d'açcès de fièvre intermittente. Accouchée le 27 février, elle est morte le 4 mars.

On a constaté à l'autopsie que le col utérin offrait une
teinte noirâtre superficielle; point de pus dans les veines
ni dans le tissu utérin qui est engorgé et congestionné. La
région qui correspondait à l'insertion placentaire était gri-
sâtre; point de péritonite.

Observ. III. — La nommée S..., âgée de 20 ans , entrée
le 16 mars 1872, au moment où la tête de l'enfant était
déjà dans l'excavation du bassin , est accouchée le même
jour et est morte le 24 mars.

Elle a offert des symptômes de métrite et de fièvre
muqueuse: frisson au début, langue saburrale, céphalalgie,
ventre douloureux à sa partie inférieure, tympanite générale , nausées, diarrhée persistante, subdelirium la nuit,
lochies fétides.

On n'a observé chez elle ni sudamina, ni taches lenticulaires rosées.

A l'autopsie : gangrène superficielle du vagin, du col
utérin, de la partie de l'utérus qui correspondait à l'insertion placentaire; nulle altération des plaques de Peyer.

Observ. IV. — S..., âgée de 29 ans, entrée le 18 mars,
accouchée le 26, est morte le 9 avril. Cette femme est atteinte
de gibbosité , mais le bassin n'est pas notablement rétréci.

L'accouchement a eu lieu spontanément, l'enfant était d'un
volume ordinaire. Au bout de deux jours, un frisson est survenu, une fièvre assez intense s'est déclarée; le pouls était
fréquent, vif, mais peu résistant; la peau était chaude et
sèche; la langue, saburrale, avait de la tendance à se sécher;
le ventre était douloureux dans la région occupée par
l'utérus; cet organe était resté notablement volumineux.
Les lochies, diminuées, avaient une odeur désagréable, les

scins étaient mous. La céphalalgie était peu vive ; bientôt survint de la diarrhée et du subdelirium pendant la nuit.

Dans les premiers jours d'avril, un érysipèle s'est développé sur la partie postérieure de la cuisse gauche , il a gagné bientôt la hanche ; la rougeur était vive, la peau douloureuse.

Le 8 avril, la rougeur pâlit, prit une teinte violacée ; le 9, la malade succombait.

Des lésions multiples ont été observées sur le cadavre de cette femme.

Il s'échappait de la vulve un liquide sanieux, brun, très-fétide ; le ventre était ballonné et très-saillant.

Quand on a ouvert la cavité abdominale, un flot de sérosité jaunâtre , transparente , s'en est échappé.

Tous les intestins, gros et petits, étaient distendus par des gaz ; des traces manifestes d'inflammation existaient dans la région duodénale de l'intestin grêle.

L'utérus, volumineux, était très-peu rétracté ; les lèvres du col étaient molles , gonflées et colorées en brun.

Dans la cavité utérine , la surface qui correspondait à l'insertion placentaire était couverte de détritus à demi-putréfiés, peu adhérents. Point de pus, ni dans le tissu de l'organe, ni dans les vaisseaux ovariques ou utérins. Du sang noir sortait des plus gros de ces vaisseaux quand on les coupait.

La colonne vertébrale offrait une courbure très-prononcée à concavité antérieure. Depuis la 7e jusqu'à la 10e vertèbre dorsale, un kyste entourait les corps des vertèbres écrasées et se prolongeait à droite de la colonne vertébrale ; il contenait des débris d'os et de matière athéromateuse.

Le diamètre vertical de la poitrine était beaucoup diminué ; l'antéro-postérieur et le transverse étaient augmentés ; le péricarde ouvert contenait une quantité notable de sérosité. Des adhérences anciennes unissaient, sur certains points, le cœur au feuillet externe du péricarde.

Des caillots, en partie noirs et en partie fibrineux, remplissaient les cavités du cœur ; ils étaient enchevêtrés au milieu des colonnes charnues.

Adhérences nombreuses des poumons aux plèvres.

Tissu pulmonaire sain.

Point de traces de phlébite dans les veines du membre pelvien envahi par l'érysipèle.

(Autopsie faite par MM. Delafoulhouse et Bergouhnioux).

Observ. V. — Ch..., âgée de 33 ans, multipare, est accouchée le 13 mars, le jour même où elle est entrée à l'Ecole d'accouchement. L'enfant se présentait en position occipito-iliaque postérieure droite ; l'accouchement n'a présenté aucune difficulté, ne s'est compliqué d'aucun accident. Vingt-quatre heures après, éclate une métropéritonite avec fièvre, douleur vive dans la région inférieure de l'abdomen, tympanite, etc. Le 16 mars, la malade est morte, l'autopsie n'a pas été faite.

Observ. VI. — Le 18 février 1872, une femme âgée de 36 ans est entrée à l'Ecole départementale d'accouchement pour y faire ses couches.

Elle avait été abandonnée de son mari et avait fait pendant les derniers temps de sa grossesse un assez long voyage.

Le travail de l'accouchement était déjà commencé quand elle s'est présentée. Sa figure était pâle, ses lèvres un peu violacées, son pouls était faible.

Le toucher a permis de constater que la poche des eaux était percée et que la tête ayant franchi le col était dans l'excavation.

On se hâta de placer cette femme sur un lit ; les douleurs accompagnées d'efforts qui avaient déjà commencé avant son entrée, continuèrent jusqu'après l'accouchement.

Pendant les efforts, la figure prenait une couleur rouge tirant sur le bleu; la tête franchit la vulve sans occasionner aucune déchirure; le cordon entourait le cou de l'enfant;

on allongea l'anse qu'il formait ; et il ne gêna nullement la sortie du fœtus.

Une certaine quantité de sang mêlé de liquide amniotique et de méconium s'échappa de la vulve. L'enfant était presque asphyxié et tous les soins qu'on lui donna ne purent le rappeler à la vie. Immédiatement après sa délivrance, cette femme était très-pâle et très-fatiguée; les lèvres étaient violacées, le pouls était très-faible, les pieds et les mains commençaient à se refroidir.

L'utérus cependant était dur et revenu sur lui-même; la délivrance fut faite sans difficulté.

Après la sortie du placenta, l'utérus resta un peu mou, et une hémorrhagie peu abondante se manifesta. On administra des boissons acidulées et une faible dose de seigle ergoté ; l'hémorrhagie ayant continué, une seconde dose d'ergot fut donnée. Bientôt survint un vomissement; la langue devint sèche, la soif vive, l'utérus se durcit sensiblement, mais la femme ne reprit aucune force, loin de là; les extrémités et le visage se refroidirent de plus en plus, le pouls était très-petit et très-irrégulier. On chercha à la réchauffer à l'aide de bouillantes, de linges chauds et de boissons sudorifiques. Un état de calme passager succéda aux souffrances, il dura pendant quelques heures, puis les douleurs utérines se réveillèrent, elles étaient intermittentes et accompagnées d'efforts semblables à ceux que la femme faisait pendant l'accouchement. Cependant il n'existait aucun caillot dans le vagin ni dans l'utérus. Il y avait en même temps une grande agitation et du subdelirium ; les yeux étaient égarés.

On donna un lavement laudanisé et une potion calmante, et malgré ces moyens, la mort arriva peu de temps après.

L'autopsie complète n'a pas été faite, on a seulement constaté les lésions suivantes :

La peau offrait la teinte violacée qu'on observe chez les personnes mortes asphyxiées; le côté gauche du thorax et le poumon correspondant sont notablement atrophiés à leur partie inférieure; ce poumon, fortement engoué en arrière et en bas, adhérait au diaphragme et à la moité inférieure de la paroi thoracique.

Le poumon droit était un peu engoué au niveau des parties déclives.

Les cavités droites du cœur étaient remplies de sang noir et mou; l'oreillette gauche contenait aussi un caillot noirâtre, mais il existait des prolongements fibrineux jaunâtres entre les colonnes charnues et autour des lames de la valvule mitrale.

L'utérus ne contenait pas de caillot volumineux ; une couche mince et inégale de sang coagulé, couvrait la place qui avait été occupée par le placenta. Point de déchirure notable au niveau de la vulve ou du col utérin.

Observ. VII. — Dans la nuit du 26 au 27 février 1872, vers dix heures du soir, une jeune fille primipare, âgée de 19 ans, d'une constitution faible, d'un tempérament nerveux, arrivée au terme de la grossesse, commença à ressentir des douleurs intermittentes qui avaient leur siége dans la région hypogastrique. Le toucher vaginal permit de constater que le col encore très-épais offrait une ouverture d'un centimètre et demi de diamètre; on sentait une tumeur dure annonçant la présence du crâne, mais on ne pouvait pas reconnaître la position. Les douleurs et les contractions étaient faibles, les glaires commençaient à humecter le vagin; à trois heures, les progrès étaient peu sensibles; la bouche était sèche, la soif vive et le pouls plus fréquent que dans l'état normal.

A huit heures du matin, on donna un bouillon qui fut vomi deux heures plus tard ; les matières rejetées contenaient un peu de bile.

A midi, le travail continuant de marcher avec beaucoup de lenteur, on fit lever cette jeune fille qui se promena dans la salle, soutenue par les élèves sages-femmes ; les douleurs et les contractions se réveillèrent, mais au bout d'une heure, elles devinrent très-faibles. La malade étant très-fatiguée fut replacée sur son lit. La soif était toujours vive, la langue était saburrale ; un nouveau vomissement bilieux se déclara vers cinq heures du matin.

A 7 heures, la dilatation du col continuait de se faire avec une grande lenteur, son ouverture fut enduite avec de la pommade belladonée.

A 10 heures, la malade vomit pour la troisième fois de la bile mêlée de tisane, puis elle éprouva un moment de calme qui dura peu.

A minuit, la dilatation du col avait augmenté ; la poche des eaux faisait une saillie notable, le vagin était chaud, le toucher douloureux, le pouls était petit et fréquent, la peau chaude ; cette fille était bien agitée et se plaignait d'avoir mal à la tête.

A 5 heures du matin, la tête de l'enfant était fortement engagée dans l'excavation, le col était entraîné, sa lèvre antérieure était très-basse ; la malade fut mise dans un bain.

Le visage de cette fille commençait à être notablement altéré ; les lèvres étaient violacées, la soif vive ; un vomissement eut lieu à la suite de l'ingestion d'un bouillon.

Après la sortie du bain, on constata une détente notable et un calme relatif très-marqué ; les membranes étaient très-épaisses, on les rompit ; les douleurs et les efforts se réveillèrent à la suite de cette opération et la tête descendit d'une manière très-sensible ; elle était en position occipito-iliaque postérieure droite.

Après le mouvement de rotation, les douleurs et les contractions s'étant de plus en plus affaiblies, la maîtresse sage-femme appliqua le forceps. Des tractions modérées suffirent pour obtenir la sortie de la tête ; le périnée, bien soutenu, ne fut pas déchiré.

L'enfant du sexe féminin, était dans un état complet d'asphyxie et on fit de vains efforts pour le ranimer.

On continua de surveiller la mère : l'utérus dont le fond s'élevait au niveau de l'ombilic était dur et contracté.

Un quart d'heure plus tard, la délivrance put être obtenue sans la moindre difficulté.

Vers onze heures, après la sortie du placenta qui était entier, des frictions furent faites sur le fond de l'utérus ; elles réveillèrent les contractions de cet organe, et quelques caillots mêlés de sang liquide s'échappèrent. L'utérus était revenu sur lui-même ; un état de calme très-marqué succéda à l'agitation précédente ; un peu de sang s'écoulait par la vulve.

A midi, la maîtresse sage-femme s'assura qu'il n'existait aucun caillot volumineux dans le col utérin ; elle parvint à en extraire quelques-uns, mais ils étaient très-petits.

Bientôt après, la malade éprouva un frisson violent ; on lui donna des boissons chaudes et calmantes. A dater de ce moment, on observa chez elle un état de repos, de demi-sommeil auquel succédait de l'agitation qui s'accompagnait de paroles incohérentes ; le pouls était très-faible, la face était altérée, le blanc des yeux était un peu jaune, les joues et les lèvres étaient violacées ; l'utérus dur et contracté restait volumineux. A trois heures, le pouls était à peine sensible et très-fréquent ; le nez, le menton et les mains commençaient à se refroidir.

On observait toujours des alternatives d'assoupissement, d'agitation et de délire. Appelé près de la malade, j'arrivai à six heures du soir ; la peau du visage était d'un rouge violacé comme dans l'asphyxie ; les lèvres étaient bleuâtres, le pourtour du nez et de la bouche étaient jaunâtres ; le nez, le front, les mains étaient presque froids ; les pieds commençaient à se refroidir ; la peau du tronc offrait la même teinte que les joues ; le pouls était filiforme, les battements du cœur étaient faibles, fréquents et irréguliers ; ces battements étaient accompagnés d'un léger bruit de souffle au premier temps.

La région inférieure du ventre était un peu douloureuse ; l'utérus dépassait de trois travers de doigt le niveau du pubis, il était dur et contracté; la perte utérine était très-peu abondante.

La respiration était fréquente et suspirieuse. La malade calme et assoupie pendant quelques instants se redressait bientôt sur son séant les yeux hagards, prononçant des paroles incohérentes, elle semblait chercher ses vêtements ; puis elle s'efforçait de sortir de son lit; on la maintenait et au bout de peu de temps elle se calmait, retombait dans l'état d'assoupissement où elle était d'abord, puis elle se redressait et s'agitait de nouveau.

Une potion contenant de l'éther et du musc fut administrée ; on appliqua en même temps des sinapismes sur les membres inférieurs. Ces remèdes ne produisirent aucune amélioration ; la respiration devint de plus en plus gênée ; le refroidissement des membres et du visage s'étendit au reste du corps, le pouls devint insensible et la malade expira à 10 heures du soir.

Elle fut transportée à l'Hôtel-Dieu, où son autopsie fut faite sous ma direction.

La peau présente toujours la teinte violacée qui a été observée pendant l'agonie.

Après avoir ouvert la poitrine, on constate que les lobes du poumon droit sont unis entre eux par des liens celluleux transparents, restes d'une ancienne pleurésie interlobaire.

A gauche, le poumon est adhérent au diaphragme et au tiers inférieur de la paroi thoracique par des fausses membranes anciennes; les deux poumons sont fortement engoués en arrière, leur tissu est lilacé, peu crépitant, et laisse écouler une sérosité d'un rouge foncé quand on les coupe.

En avant, le tissu pulmonaire n'est pas sensiblement altéré.

Les artères et les veines pulmonaires sont pleines de sang noir, sauf les exceptions qui seront signalées plus loin.

Le péricarde renferme une cuillerée à bouche d'une sérosité rougeâtre.

Les veines cardiaques sont distendues par du sang noir.

On trouve dans l'oreillette droite un caillot volumineux de sang noir qui est enveloppé à sa partie inférieure d'une couche fibrineuse jaunâtre. Cette couche fibrineuse se prolonge en se rétrécissant dans l'orifice auriculo-ventriculaire, puis elle se renfle, s'allonge, se divise et se prolonge entre les colonnes charnues du ventricule droit. Le coagulum fibrineux s'engage dans l'artère pulmonaire, mais après un court trajet, il est remplacé par du sang noir à demi solidifié.

Dans l'oreillette et le ventricule gauches, on trouve un caillot fibrineux jaunâtre, mêlé de très-peu de sang noir; il est volumineux, étranglé au niveau de l'orifice auriculo-ventriculaire. Ce caillot se prolonge dans l'une des veines pulmonaires droites jusqu'à la distance de 14 centimètres.

Dans le ventricule, le caillot est enchevêtré au milieu des lames valvulaires et des colonnes charnues; il envoie dans l'aorte un prolongement fibrineux, volumineux et des prolongements secondaires dans le tronc brachio-céphalique et dans l'artère carotide droite; ce dernier prolongement est très-grêle; il a une longueur de 25 centimètres.

Dans la sous-clavière gauche et la carotide du même côté le sang coagulé est noir.

Point de traces de péritonite; l'utérus est volumineux; il contient très-peu de sang coagulé, et seulement une couche mince et inégale au niveau des sinus utérins.

Point d'altération notable dans le tissu utérin, point de déchirure du col de la matrice ni du périnée.

Les veines du cerveau sont distendues par du sang noir; les artères sont injectées, le tissu du cerveau est sablé de rouge quand on le coupe; il n'existe aucune trace d'épanchement de sang à la surface de l'encéphale ni dans ses cavités.

Les faits que nous venons de signaler sont trop peu nombreux pour que nous puissions en tirer des conclusions importantes ; nous croyons utile cependant d'appeler l'attention sur quelques circonstances particulières :

1° C'est à l'époque où des chaleurs anormales se sont montrées, en février et en mars, qu'ont paru les maladies puerpérales qui ont fait un certain nombre de victimes dans la commune de Clermont.

2° A la fin de mars, les froids sont revenus et ces affections ont presque entièrement disparu. Plusieurs femmes ont accouché à l'Hôtel-Dieu; nous avons délivré deux dames dans la ville, et toutes se sont rétablies sans éprouver aucun accident. S... est morte, il est vrai, le 8 avril, mais elle était entrée à l'Hôtel-Dieu le 18 mars et était accouchée le 26 du même mois.

3° Au commencement d'avril, la température de l'atmosphère s'adoucit de nouveau et l'on voit apparaître des fièvres muqueuses et typhoïdes nombreuses qui se montrent parmi les militaires, dans diverses écoles et dans la ville. Pendant cette seconde période, quelques femmes sont mortes d'affections typhoïdes qui ont commencé chez les unes après l'accouchement, chez d'autres, avant le travail de l'enfantement.

4° Si l'on tient compte des phénomènes observés chez les personnes atteintes de maladies puerpérales pendant les mois de février ou de mars, on sera porté à croire que des phénomènes de résorption de matières putrides ont eu lieu, car des symptômes de fièvre typhoïde ou plutôt de fièvre puerpérale se sont montrées sans qu'on ait trouvé dans l'intestin grêle ni sur la peau les caractères anatomiques de la première de ces maladies.

La mauvaise odeur des lochies peut être invoquée à l'appui de l'hypothèse que nous venons d'émettre.

Dans aucun cas il n'existait des liquides sanieux dans les trompes.

5° Dans les deux dernières observations nous avons noté

la présence d'adhérences pleurétiques anciennes et des caillots fibrineux qui étaient enchevêtrés au milieu des valvules et des colonnes charnues du cœur.

Dans le premier cas, les caillots ont été rencontrés dans le ventricule gauche; dans le second, ils existaient dans les deux cœurs et ils envoyaient des prolongements dans les veines pulmonaires, l'aorte, le tronc brachio-céphalique et la carotide droite.

L'irrégularité des mouvements du cœur, le bruit de souffle constaté pendant la vie, l'asphyxie qui a déterminé la mort, nous portent à croire que les lésions cardiaques existaient avant la mort et ont été sa cause probable.

Il nous a semblé que chez les deux dernières femmes, (Observations 6e et 7e), le système nerveux qui préside aux fonctions de la circulation et de la respiration, avait été frappé de stupeur, et avait contribué avec les lésions cardiaques à déterminer rapidement la mort. Quelle est la cause de la formation de ces caillots fibrineux dans le cœur? Par quels moyens combattre les accidents observés chez les femmes affectées de semblables maladies, ce sont là des questions qu'il nous est impossible de trancher.

NOTE

Du Secrétaire-Général de la Société médicale (le docteur Ledru).

Après la lecture de ce travail qui a été faite à la Société médicale de Clermont dans la séance de juillet 1872, M. le professeur Bourgade, frappé de l'absence de lésions anatomiques graves des organes abdominaux dans les cas où l'autopsie a été faite, a émis cette opinion que la plupart des maladies signalées par le docteur Nivet étaient, à son avis, des fièvres puerpérales, ce qui n'est pas contesté.

Il a ajouté que l'usage des médicaments alcooliques lui paraissait indiqué dans ce genre de maladie.

Quelques jours après, M. le docteur Ledru a expérimenté cette médication, elle a échoué ; voici dans quelles circonstances :

Mme ***, primipare, d'une bonne constitution, d'un tempérament un peu lymphatique, accoucha sous la surveillance d'une sage-femme. Vingt-qnatre heures après la délivrance, il survint un frisson intense qui fut suivi d'une réaction assez vive et d'une fièvre continue. (Potion renfermant vingt grammes d'eau de mélisse des Carmes).

Le lendemain la fièvre a continué, mais un nouveau frisson très-intense a eu lieu à la même heure ; il a été suivi d'un état syncopal si prononcé qu'on a craint que la malade ne succombât.

On continue l'usage de la potion alcoolique, mais on prescrit en outre un gramme et demi de sulfate de quinine et des injections dans le vagin ; le lendemain le docteur

Nivet est appelé en consultation, il approuve sans réserve le traitement prescrit.

Dès le début de la maladie, la faiblesse générale a été très-grande, les lochies sont devenues fétides, le ventre s'est ballonné, mais il est resté souple et indolent. Aussitôt que la malade s'endormait, on observait du subdelirium.

Le frisson ne s'est pas reproduit le troisième jour, mais les autres symptômes ont persisté en s'aggravant; l'affaissement est devenu de plus en plus grand, et la malade est morte à la fin du premier septenaire.

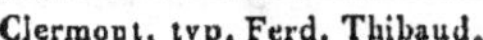

OUVRAGES PUBLIÉS PAR LE DOCTEUR NIVET.

Essai sur les erreurs populaires relatives à la médecine. *Annales de l'Auvergne.* Clermont, 1840.

Documents sur l'organisation de la médecine des pauvres. Clermont, 1865.

Documents sur les épidémies de l'arrondissement de Clermont, de 1849 à 1863. Paris, J.-B. Baillière, 1865. Prix : 2 fr.

Note sur les goîtres estival épidémique et variqueux. *Annales de l'Auvergne.* Janvier 1852.

Notice historique sur les épidémies de l'arrondissement de Clermont-Ferrand. *Mémoires de l'Académie des sciences, belles-lettres et arts.* 1868.

Études sur le goître épidémique, par V. Nivet. J.-B. Baillière et fils. Paris, 1875. Prix : 2 fr. 50.

Recherches sur l'engorgement et l'hypertrophie de la rate. *Archives de médecine.* Paris, 1858.

Observation de morve développée chez l'homme. *Gazette médicale.* Paris, 1858.

Observations de cysticerques trouvés chez l'homme. *Archives de médecine.*

Mémoire sur le délire et les convulsions épileptiformes, déterminées par les préparations de plomb. *Gazette médicale.* Paris, 1856-57.

Recherches, Observations et Notes : 1° Sur la statistique des hernies. *Gazette médicale*, 1857 ;

— 2° Sur la difficulté du diagnostic des hernies étranglées. *Archives de médecine.* Paris, 1857 ;

— 3° Sur le traitement des hernies engouées et étranglées, par le taxis prolongé. *Gazette médicale*, 1858 ;

— 4° sur l'emploi des irrigations continues d'eau froide dans le traitement des fractures compliquées. *Gazette médicale*, 1858.

De l'Encéphalocèle congénitale ou spontanée. Thèses de Paris, 1858, n° 359.

Lettre a M. Courty sur les fonctions du placenta. *Gazette hebd. de médec. et de chir.* Paris, 1861.

Dictionnaire des eaux minérales du Puy-de-Dôme. Clermont, 1846.

Études sur les eaux minérales du Puy-de-Dôme. *Annales de l'Auvergne*, Clermont, 1849.

Eaux minérales du Cantal. *Dictionn. statistique et historique.* Aurillac, 1853.

Nouvelles recherches sur les eaux minérales de Royat. Clermont, 1857.

Triple empoisonnement par le varaire ou ellébore blanc, par V. Nivet et Giraud. *Gazette hebd. de méd. et de chir.* Paris.

Traité des maladies des femmes, qui déterminent des leucorrhées, par H. Blatin et V. Nivet. Paris, 1842.

Clermont typ. Ferd. Thibaud.